Fritz Rehrnbeck

Natürlich gesund mit Heublumen

Beschwerden lindern mit der Heilkraft der sonnengetrockneten Blumen und Gräser. Sanfte Hilfe für Knochen, Gelenke, Haut und Atemwege

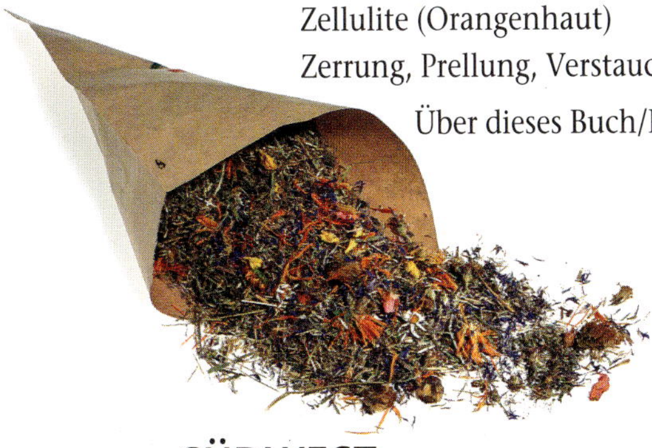

SÜDWEST

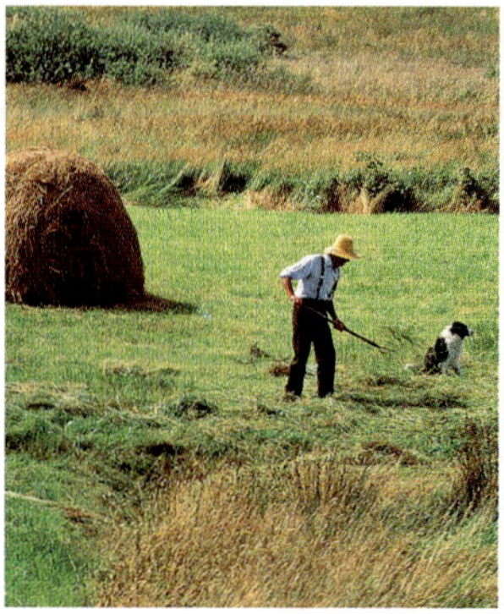

Die ideale Füllung für einen Heublumensack ist das fein geschnittene Heu kräuter- und blumenreicher Magerwiesen.

Heublumen als traditionelles Heilmittel

Seit über 2000 Jahren kennt man die Wirkung des Heus als natürliches Heilmittel, und bereits aus dem alten Ägypten ist dessen Verwendung überliefert. Wir müssen aber in der Zeit gar nicht so weit zurückblicken, um das traditionelle Wissen wieder heilbringend einsetzen zu können. In vielen Dörfern, besonders im Allgäu, gibt es bis heute Kräuterheilkundige und naturverbundene Bauern, die Heublumen als Heilmittel bei rheumatischen Schmerzen und Gichtanfällen, Rückenschmerzen, Hexenschuss und vielen anderen Leiden anwenden.

Die Allgäuer Bauern nutzen die Kraft der Heublumen nicht nur zu ihrem eigenen Wohl, sondern seit jeher auch zur Behandlung ihrer Tiere. Und auf so manchem Reiterhof wird von erfahrenen Stallmeistern die Tradition gepflegt, die Pferde nach langen Ausritten mit frischem Kräuterheu abzureiben.

Pfarrer Kneipp und die Heublumen

Der Pfarrer Sebastian Kneipp wurde am 17. Mai 1821 in Stephansried im Allgäu geboren. In jungen Jahren erkrankte er an Lungentuberkulose. Die kräftezehrenden Symptome begleiteten ihn durch seine gesamte Jugend. Noch während seines Theologiestudiums schien der Kampf gegen die Krankheit aussichtslos. Immer wieder kam es zu Unterbrechungen, weil Kneipp aufgrund seines geschwächten Allgemeinzustands nicht in der Lage war, den Vorlesungen zu folgen. Aus dieser Zeit stammen auch seine ersten verzweifelten Bemühungen, sich mit Hilfe der Naturheilkunde selbst zu heilen. Der Erfolg gab ihm Recht, und aus den anfänglichen Selbstversuchen entstand eines der erfolgreichsten natürlichen Heilverfahren: die Kneipptherapie.

Eine Allgäuer Erfindung

Der Heublumensack ist zwar eine Allgäuer Erfindung, doch da Pfarrer Kneipp Heublumen als Zusatz zu Bädern verwendete, trug er nachhaltig zu deren Verbreitung als Heilmittel bei. Die heute so erfolgreiche Anwendung des Heublumensacks sowie Wickel und Auflagen wurden allerdings erst später zum festen Bestandteil der Therapie. Kein Wunder, dass sich gerade die Heublumenanwendungen aus dieser Gegend auch heute noch so großer Beliebtheit erfreuen, denn die Heublumen aus dem Allgäu haben eine besonders hohe Wirksamkeit. Allerdings ist es im Zeitalter der Silos kaum noch möglich, die ehemals herausragende Qualität des Heus zu erhalten.

Trockene, sonnige Berghänge

Ausschlaggebend für die Qualität ist vor allem die Zusammensetzung. Moderne gedüngte Wiesen beinhalten hauptsächlich massebringende Pflanzen wie Löwenzahn oder Kerbel. Die zahlreichen Heilwirkungen vieler Kräuter und Blüten gehen dabei vollständig verloren. Die hochwertige Mischung, die für die therapeutische Anwendung unerlässlich ist, findet man nur noch auf Mager- oder Bergwiesen. Dabei ist die Heilkraft der Heublumen von trockenen, sonnigen Berghängen anderen weit überlegen. Es spielen neben der botanischen Vielfalt auch Zeit, Anzahl und Häufigkeit der Heuernte eine große Rolle.
Heublumen aus dem ersten Schnitt enthalten überwiegend Gräser und deren Samen. Erst Heublumen aus dem zweiten und dritten Schnitt enthalten die begehrten Heilkräuter.

Erst der zweite Schnitt des Heus, das Grumet oder die Ohmat, enthält die Heublumen, die als natürliches Heilmittel verwendet werden.

Was steckt im Heublumensack?

Der Name »Heublumen« könnte leicht missverstanden werden. In Wahrheit werden darunter verschiedene Gräser, Kräuter und deren Blüten, die nach dem Schnitt das Heu bilden, zusammengefasst. Blumen im eigentlichen Sinn sind sie also nicht. Vielleicht verführt die Farbenpracht jener blühenden Wiesen, die den meisten therapeutischen Nutzen bringen, dazu zu glauben, das Heu bestünde nur aus Blumen.
Beim Trocknen des Grases spielt sich ein Fermentationsprozess ab, der aus dem Gras das Heu werden lässt. Der charakteristische Geruch entsteht besonders durch das Welken jenes Wiesengrases, das am häufigsten vorkommt, dem Gemeinen Ruchgras (Anthoxanthum odoratum).

Pfarrer Kneipp war von der heilenden Wirkung der Heublumen, die lange Zeit nicht anerkannt war, überzeugt. In der Volksmedizin werden Heublumen als Schmerzmittel betrachtet; außerdem beruhigen sie, fördern die Durchblutung und regen den Gewebestoffwechsel an. Heute kann man Heublumen auch in der Apotheke kaufen.

Beim Lagern des Heus in der Scheune fallen die Blüten, die unreifen Früchte und andere Pflanzenteile, die von der Heugabel nicht erfasst werden, ab und lassen sich am Winterende, nachdem das Heu verfüttert wurde, als dicke Schicht am Boden der Tenne zusammenkehren. Die Heublumen bleiben als Rückstände und Ablagerungen unter dem Heustock zurück. Sie werden durch mehrfaches Sieben von groben Stängelteilen, Sand, Staub und Erde befreit und so gereinigt.

Die Heublumen stellen sich vor

Heublumen werden auch Grasblüten genannt. Ihre lateinische Bezeichnung lautet »Graminis flos«, früher: Flores graminis. Heublumen bestehen aus einem Gemisch von Blütenteilen, Samen sowie kleineren Blatt- und Stängelstücken verschiedener Wiesenpflanzen. Die Mischung in einem Heublumensack kann bis zu 50 verschiedene Arten enthalten. Von der Arnika bis zur Zwiebel, vom gängigen Gänseblümchen bis zu selteneren Heilkräutern, etwa dem Zahntrost. Alle besitzen sie unterschiedliche therapeutische Wirkungen, die den Heublumensack zum wertvollen Naturheilmittel werden lassen. Ihre einzelnen Anwendungsbereiche finden Sie in der Tabelle auf Seite 6f.

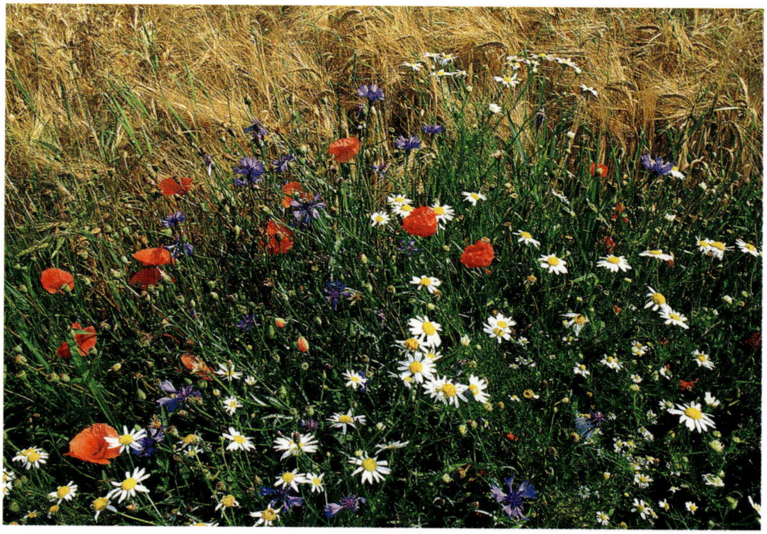

Eine bunte, duftende Almwiese läd nicht nur zum Verweilen ein. In ihrer Pflanzenvielfalt birgt sie jede Menge gesunde, heilbringende Kräuter, die Ihnen auf natürliche Art helfen, gesund zu werden.

Inhaltsstoffe und Wirkstoffe

Über die Inhaltsstoffe lassen sich keine verbindlichen Aussagen treffen, da die Zusammensetzung der Proben stark variiert. Die wichtigsten werden im Folgenden kurz vorgestellt.

Ätherische Öle

Ätherische Öle sind leicht flüchtige, im Wasser wenig oder nicht lösliche Stoffe und einer der hauptsächlich wirksamen Bestandteile der Heublumen. Sie üben einen milden Reiz aus, der die Ausscheidung über die Haut erhöht und darüber Giftstoffe und Abbauprodukte des Stoffwechsels ausleitet. Vor allem Harnsäure wird vermehrt abgesondert. Außerdem wirken ätherische Öle krampflösend und tonisierend auf Magen, Darm, Gallenblase und Leber.

Kumarin

Ruchgras enthält ein Kumaringlykosid, das beim Verwelken Kumarin abspaltet. Es wirkt auf den Kreislauf aktivierend, ähnlich dem Kampfer, und kann bei innerlicher Einnahme größerer Mengen tödlich wirken. Bei der äußerlichen Anwendung kommt es zu einer vermehrten Durchblutung der Haut und zu einer verstärkten Hautreizung. Das Kumarin wirkt dort anregend auf das Bindegewebe und die Nerven. Es erzeugt den typischen Geruch des Heus, den man auch von Honigklee und Waldmeister kennt. Auch diese beiden Pflanzen entwickeln Kumarin erst, wenn sie verwelken.

Schleimstoffe

An der Wirkung der Heublumen sind so genannte Schleimstoffe wesentlich beteiligt. Sie beeinflussen in vielen Fällen die Intensität von anderen pflanzlichen Stoffen entscheidend. Reizminderung ist der treffendste Begriff, mit dem man ihre Wirkung beschreiben kann. Der Schleim legt sich wie eine Membran über Häute und Schleimhäute und schützt sie so vor aggressiven Stoffen bzw. bewirkt eine Abschwächung von Hautbelastungen. Er wird nicht resorbiert, was dazu führt, dass seine Wirkung rein lokal bleibt. Schleimstoffe bestehen aus

Neben den im Pflanzenreich überall vorkommenden Substanzen wie Pflanzensäuren, Zucker, Proteinen und Stärke konnten in unterschiedlichen Mengen auch Flavonoide, Gerbstoffe, ätherische Öle, Kumarine und Furanokumarine nachgewiesen werden.

Es ist schwierig, die Wirkung von Flavonoiden zu beschreiben, da es sich dabei um einen Sammelbegriff für verschiedene Stoffe handelt, die lediglich eine ähnliche chemische Grundstruktur aufweisen.

Kohlenhydraten, die leicht quellbar sind und zusammen mit Wasser eine visköse (fadenziehende) Lösung ergeben. Auf den Heusack bezogen, bedeutet das Schutz für die Haut vor zu starker Wärmereizung.

Flavonoide

Flavonoide sind phenolische Verbindungen, die in den meisten Pflanzen vorkommen, wo sie teilweise als Pigmente im Zellsaft an Zucker gebunden vorliegen. Überwiegend aber finden wir sie in den oberirdischen Pflanzenteilen. Ausschlaggebend für ihre Wirksamkeit ist die Art und Menge der Flavonoide. Daher kann man in Bezug auf Heublumen keine allgemeingültige Aussage treffen. Tatsache bleibt jedoch, dass Flavonoide eine gezielte Heilwirkung bei Herz-Kreislauf-Störungen und bei Krämpfen im Verdauungstrakt entfalten.

Heublumen und ihre Wirkung

- Arnika (Arnica montana): bei Verletzungen, Verrenkungen
- Augentrost (Euphrasia rostkoviana): bei Augenentzündungen, Gerstenkorn
- Bärlauch (Alleum ursinum): blutdrucksenkend, entschlackend
- Bärwurz (Meum athamanticum): magenkräftigend
- Berberitze (Berberis vulgaris): harn- und schweißtreibend
- Bergwurz (Peucedanum ostrothium): Atem- und Harnwege entkrampfend
- Bibernelle (Pimpinella): entzündungshemmend, schleim- und krampflösend
- Brennnessel (Urtica dioica): harntreibend, blutreinigend
- Brombeere (Rubus fruticosus): entzündungshemmend, adstringierend, leicht stopfend
- Dost (Origanum vulgaris): auswurffördernd und schwach krampflösend
- Gänseblümchen (Bellis perennis): reizmildernd, heilungsfördernd
- Gänsefingerkraut (Potentilla anserina): entzündungshemmend, krampflösend
- Himbeere (Rubus idaeus): stopfend, zusammenziehend
- Holunder (Sambucus nigra): auswurffördernd bei Husten, schweißtreibend, abführend
- Huflattich (Tussilago farfara): entzündungshemmend, schleimlösend

Heublumen und ihre Wirkung

- Johanniskraut (Hypericum perforatum): stimmungsaufhellend, mild beruhigend
- Kamille (Chamomilla recutita): bei Magen- und Darmkrämpfen
- Knoblauch (Allium sativum): blutdrucksenkend, antibakteriell, antimykotisch
- Königskerze (Verbascum thapsi): schleimlösend und auswurffördernd bei Husten
- Kümmel (Carum carvi): krampflösend und blähungstreibend
- Löwenzahn (Taraxacum officinale): bei Gicht und rheumatischen Beschwerden
- Melisse (Melissa officinalis): schmerzstillend, beruhigend, gallentreibend
- Nelkenwurz (Geum urbanum): schmerzlindernd, entzündungshemmend, stopfend
- Quecke (Agropyron repens, Elymus repens): harntreibend, schleimlösend
- Rettich (Raphanus sativus): antibakteriell und antimykotisch
- Ringelblume (Calendula officinalis): entzündungshemmend, heilungsfördernd
- Rotklee (Trifolium pratense): bei Husten und Bronchitis, bei Durchfallerkrankung
- Salbei (Salvia officinalis): krampflösend und antibakteriell
- Sanikel (Sanisula europaeum): wundheilend, verdauungsfördernd
- Schachtelhalm (Equisetum arvense): entzündungshemmend, harntreibend, antimykotisch
- Schafgarbe (Achillea millefolium): krampflösend bei Menstruationsbeschwerden
- Spitzwegerich (Plantago lanceolata): schleim- und reizmildernd, antibakteriell
- Thymian (Thymus vulgaris): bakterienhemmend, krampflösend, auswurffördernd
- Walderdbeere (Fragaria vesca): zusammenziehend und stopfend, harntreibend
- Waldmeister (Asperula odorata): mildes Beruhigungsmittel, bei Gallenblasen- und -steinleiden, bei Entzündungen der weiblichen Geschlechtsorgane
- Weißdorn (Crataegus): blutdrucksenkend, herzstärkend
- Weiße Taubnessel (Lamium album): auswurffördernd, reizmildernd, harntreibend
- Weißklee (Trifolium repens): bei Magen-Darm-Katarrh und rheumatischen Beschwerden
- Zwiebel (Allium cepa): schleimlösend, hustenlösend, bakterienhemmend, leicht harntreibend

Zu den Heublumen zählen noch verschiedene Gräser:
Ausdauernder Lolch
Fuchsschwanzgras
Gemeines Ruchgras
Gundermann
Knäuelgras
Knoblauchsrauke
Lieschgras
Weiche Trespe
Wiesenschwingel
Wolliges Honiggras
Zahntrost
Zittergras

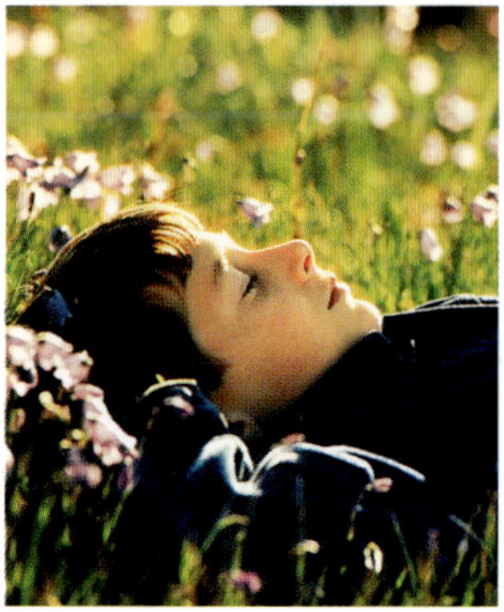

Einfach mal inmitten einer Heublumenwiese liegen und die Natur genießen – sehr schnell werden Sie die wohltuende und erholsame Wirkung spüren.

Sollte kein Heustadel in Ihrer Nähe sein, können Sie auch einfach Matratze, Bettbezug und Kissen mit frischem Heu füllen und sich den Urlaub im Allgäu herbeiträumen.

Die sanfte Therapie

Die Heublumen werden auch das Morphium der Naturheilkunde genannt. Dort kommen sie bei allen akuten oder chronischen, rheumatischen und neuralgischen Zuständen wie Hexenschuss, Nervenreizung, Blasenentzündung, Gelenkschmerzen, Erkältungskrankheiten oder Koliken zur Anwendung. Auch bei nervösen Erregungs- und Erschöpfungszuständen sowie bei Schlaflosigkeit sind sie sehr hilfreich.

Die verschiedenen Arten der Anwendung

In der Naturheilkunde haben Heublumen seit jeher als Heublumenbad, Heublumenhemd, Heublumensack oder Heublumenöl in Form von Packungen, Einreibungen, Wickeln oder Auflagen ihren Platz. Es ist vor allem der wärmende Effekt, den man sich zunutze macht.

Das Heubad

Im Allgäu ist es immer noch üblich, seine Wehwehchen durch den erholsamen Schlaf im Heu zu kurieren. Nicht nur in den Kurhotels wird diese therapeutische Tradition gepflegt, auch die naturverbundenen Bauern kennen diesen heilsamen Effekt. Man verwendet das Heubad zur Entspannung, Vorbeugung, Entschlackung und Linderung von rheumatischen Beschwerden.

Anwendung

- Für ein Heubad legt sich der Patient auf einen Holzrost, und sein ganzer Körper wird mit frischem Heu eingehüllt.
- Nun wird unter dem Rost ein Wasserbecken auf ca. 70 °C erhitzt. Der Dampf steigt nach oben, durchzieht das Heu, erwärmt es sanft und setzt die im Heu enthaltenen Wirkstoffe sowie die ätherischen Öle frei. Diese werden dann über Atemwege und Haut aufgenommen.

Das Heublumenbad

Anwendung

▶ Übergießen Sie 500 Gramm Heublumen mit 3 bis 4 Liter kochendem Wasser. Das Ganze 1 Minute kochen, nach 30 Minuten abseihen.

▶ Danach wird der Tee einem Vollbad von ca. 38 °C zugegeben.

▶ Die Badezeit beträgt nicht länger als 15 Minuten, danach folgt eine 1-stündige Bettruhe.

Vorsicht Wichtig ist die genaue Einhaltung der vorgeschriebenen Badezeit, da ein zu langes Bad heftige Reaktionen wie Herzklopfen, Kreislaufbeschwerden, Hautrötungen und Schlafstörungen hervorrufen kann.

Das Heublumenhemd

Anwendung

▶ Kochen Sie 4 bis 6 Hand voll Heublumen in ca. 4 bis 5 Liter Wasser.

▶ In diesen Heublumenabsud tauchen Sie ein hemdartiges Wickeltuch. Das Hemd wird dann ausgewrungen und heiß angelegt. Das sollte möglichst rasch geschehen, weil das Tuch sehr schnell abkühlt. Man darf bei aller Eile aber nicht vergessen, die Temperatur zu prüfen, um Verbrennungen der Haut zu vermeiden.

▶ Das weitere Vorgehen erfolgt wie beim kneippschen Ganzwickel.

▶ Um zusätzlich Wärme zuzuführen, kann man eine Wärmflasche verwenden. Danach legt man sich für ca. 30 bis 60 Minuten zum Nachdunsten ins Bett und schläft nach Möglichkeit.

Vorsicht Das Heublumenhemd nicht unmittelbar vor oder nach dem Essen anwenden. Es ist stark kreislaufstimulierend und kann zu Kreislaufproblemen führen.

Beim kneippschen Ganzwickel wird der gesamte Körper in ein Baumwolltuch eingehüllt, das in Wasser oder in einer Tinktur getränkt wurde. Darüber wickelt man ein Wolltuch und zusätzlich eine Decke. Die Behandlung sollte in ungestörter Atmosphäre erfolgen.

Der Heublumensack

Der Heublumensack ist eine feuchte Auflage, die große Tiefenwirkung erzielt und, neben dem lokalen Effekt, einen therapeutischen Einfluss auf den Stoffwechsel des gesamten Organismus hat. Zum einen ist es

Vorsicht ist geboten beim Umgang mit dem heißen Heusack! Sollten Sie sich bei der Zubereitung dennoch leicht verbrennen, halten Sie die betroffene Hautstelle für mindestens 15 Minuten unter fließend kaltes Wasser.

hier die durchblutungsfördernde Wirkung, die dafür sorgt, dass im zu behandelnden Gebiet der Stofftransport verstärkt wird, und damit die vermehrte Ausscheidung von Krankheitsstoffen vom Körper leichter bewerkstelligt werden kann. Zum anderen ist es die Reiztherapie, die vorwiegend über den Reflexbogen, den die Hautnerven mit der Wirbelsäule und den Organen bilden, einen gezielten Einfluss auf die inneren Organe ausübt.

Einige praktische Tipps rund um den Heublumensack

Was Sie zur Zubereitung benötigen

- Einen Leinensack, der die von Ihnen gewünschte Größe hat
- Heublumen aus der Apotheke oder unseren fertigen Heusack
- Ein Leinentuch, um den Sack nach der Auflage zu fixieren
- Ein Wolltuch, damit die Wärme länger erhalten bleibt

Wie Sie vorgehen sollten

▶ Entweder Sie verwenden den beiliegenden fertigen Heusack, oder Sie können Ihren eigenen zu zwei Dritteln mit Heublumen füllen und verschließen. Nun bieten sich zwei Möglichkeiten an, wie Sie weiter vorgehen können.

Die Methode für Eilige

▶ Man legt den Sack in einen passenden Topf und übergießt ihn mit kochendem Wasser. Dabei soll das Wasser den Sack gerade bedecken. So lässt man ihn 5 Minuten ziehen, ohne dass das Wasser dabei kocht.
▶ Danach gießt man das Wasser ab, lässt den Heublumensack abtropfen und presst ihn dann zwischen zwei großen Schneidebrettern aus.
Vorsicht Verbrennungsgefahr! Der Heusack ist sehr heiß und sollte deshalb nur mit einer Spaghettizange oder einer Wäscheklammer angepackt werden.
Nun ist der Heublumensack fertig zur Verwendung.
▶ Der Vorteil dieser Variante liegt in ihrer Schnelligkeit.
▶ Der Nachteil ist, dass der Heublumensack schneller auslaugt und er nur 1- bis 3-mal verwendet werden kann.

Die schonende, aber etwas zeitaufwändigere Methode

- Zunächst den Heusack unter fließendem Wasser anfeuchten.
- Dann etwas Wasser in einen Kochtopf mit Dampfeinsatz geben.
- Der angefeuchtete Sack wird auf den Dampfeinsatz gelegt und ungefähr 20 Minuten lang gedämpft.
- Danach erfolgt die Entnahme mit einer Gabel oder Spaghettizange. Vorsicht Verbrennungsgefahr!
- Jetzt wird der Inhalt gleichmäßig verteilt, denn nur so kann die Wärme optimal ausgenutzt werden.

Der Vorteil bei dieser Variante liegt in der schonenden Art der Verwendung der Heublumen. Den so behandelten Sack kann man 5- bis 7-mal verwenden.

Die weitere Vorgehensweise

Das weitere Vorgehen ist bei beiden Methoden gleich. Nachdem man die Temperaturverträglichkeit an der Innenseite des Unterarms getestet hat, legt man den Heusack auf die gewünschte Stelle und befestigt ihn mit einem Leinentuch. Darüber wickelt man ein Wolltuch, das den Wärmeverlust mindern soll. Der Heusack bleibt nun ca. 45 bis 60 Minuten liegen. Danach sind 30 Minuten Bettruhe angebracht, um die Wirkung zu intensivieren.

Was Sie beachten sollten

Bei mehrmaliger Verwendung sollte der Heublumensack immer wieder gründlich getrocknet werden, da sich sonst im Inneren des Sacks Pilzbefall einstellt, der den therapeutischen Effekt zunichte macht und auf der Haut sogar Schäden anrichten kann. Auch die Lagerung des Heublumensacks sollte dementsprechend trocken erfolgen.

Hier schaden Heublumen

- Akute Nervenentzündungen
- Akute Rheumaschübe
- Allergien
- Herz- und Kreislaufschwäche
- Organische Herzleiden
- Offene Wunden und Entzündungen von Haut und Organen im Behandlungsbereich

Vorsicht bei Allergien! Allergiker dürfen den Heusack aufgrund des hohen Gehalts an allergenen Stoffen nur mit äußerster Vorsicht anwenden.
Bei Unklarheiten betreffs der Anwendung und Verträglichkeit bitte unbedingt Rücksprache mit Ihrem Heilpraktiker oder Arzt halten.

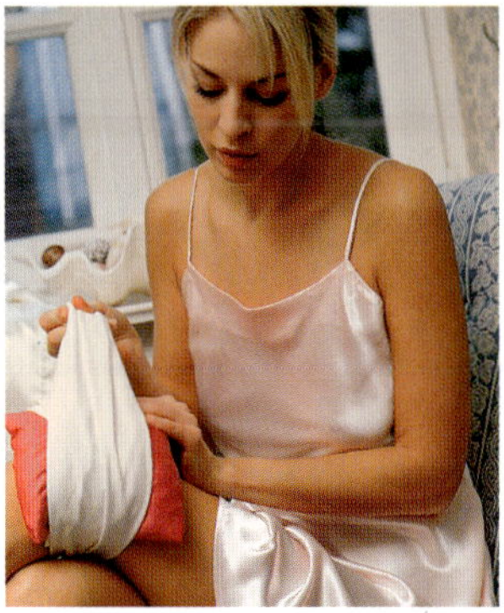

Ein feuchtwarmer Heublumensack auf dem schmerzenden Gelenk fördert die Durchblutung und lindert gleichzeitig die Schmerzen.

Für Ingwerauflagen werden 3 Esslöffel pulverisierter Ingwer in 1/2 Liter Wasser verrührt und ein gefaltetes Baumwolltuch darin eingeweicht. Gut ausgedrückt, wird das Tuch auf die Stelle gelegt, umwickelt und mit einer Wärmflasche zusätzlich erwärmt. Ca. 45 Minuten lang wirken lassen.

Heilen mit Heublumen

Arthrosen der Gelenke und Wirbelsäule

Arthrosen sind degenerative, fortschreitende Gelenkerkrankungen, die mit Verschleißerscheinungen am Knorpel und Neubildungen von kalkigen, knöchernen Strukturen an den Gelenkflächenrändern einhergehen. Häufig sind Knie und Hüften erkrankt, selten auch die Schultern. Sind die Hüftgelenke betroffen, kann es mit der Zeit auch zu schmerzhaften Veränderungen in den Kniegelenken kommen, da durch die diversen Schonhaltungen eine Fehlbelastung der Knie auftritt. An der Wirbelsäule findet man solche Veränderungen als Arthrose der Wirbelkörper und der Wirbelgelenke. Arthrotische Veränderungen gibt es aber auch an den Fingergelenken. Sie treten meist bei älteren Menschen auf und stellen sich als teilweise schmerzhafte, erbsenförmige Verdickungen dar.

Mit dem Heublumensack gegen Arthrose

Die Durchwärmung ist der Faktor, der für die erfolgreiche Therapie entscheidend ist. Eine Möglichkeit der Durchwärmung besteht darin, vor den Übungen einen Saunagang einzulegen, oder Sie greifen auf den Heublumensack zurück. Er bringt durch die feuchtwarme Auflage Wärme genau an die Stelle, die anschließend durch die Übungen stärker durchblutet werden soll. Damit haben Sie gleich zwei Vorteile: Zum einen regen Sie im Vorfeld die Durchblutung in den Gelenken an, zum anderen bewirkt der Heublumensack einen stärkeren Abtransport der Entzündungsstoffe. Zwei- bis viermal wöchentlich sollte der Heusack zur Anwendung kommen.
Zur Abwechslung empfehlen sich warme Kartoffelbrei- oder Ingwerauflagen (siehe Randspalte). Besonders günstig wirken sich auch Teil- oder Dreiviertelbäder mit Heublumen und Haferstroh aus.

Unterstützende Maßnahmen

Neben der Wärme sind noch drei weitere Dinge bei der naturheilkundlichen Behandlung der Arthrose von entscheidender Bedeutung: Bewegung, Gewicht und Haltung.
Mangelnde Bewegung führt zu schlechter Durchblutung und zu falscher Belastung der Gelenke. Dass ein Körper, der mit zu viel Gewicht oder Haltungsfehlern belastet ist, sich nur sehr eingeschränkt bewegen kann, ist bekannt. Als logische Konsequenz daraus kann die Formel für leichtere Beweglichkeit der Gelenke nur Gewichtsreduktion und Korrektur der Haltungsfehler bedeuten. Ein richtig eingestelltes Körpergewicht ist die beste Vorbeugung gegen Arthrose.

Für jeden Patienten muss mit dem Therapeuten ein individuelles Übungsprogramm zusammengestellt werden. Denn sowohl Knorpel als auch Knochen bauen sich nur dann richtig auf, wenn sie richtig bewegt und belastet werden.

Blasenentzündung (Zystitis)

Eine Blasenentzündung macht sich meist durch Schmerzen im Blasenbereich bemerkbar, die bei einer starken Entzündung bis in die Lendengegend und in die Oberschenkel ausstrahlen können. Anhaltender Drang zum Wasserlassen, das mit brennenden Schmerzen verbunden ist, ist ein weiteres Zeichen. Der Urin ist meist trüb und riecht unangenehm. Es kann auch zur Blutbeimengung kommen, und manchmal stellt sich sogar Fieber ein.
Sollten diese Symptome auf Sie zutreffen, ist es für Sie wichtig, zuallererst einen Heilpraktiker oder Arzt Ihres Vertrauens aufzusuchen, da es sich dabei nicht um eine Bagatellerkrankung handelt.
Ist die Entzündung stark, wird der Therapeut Bettruhe anordnen. Dies ist die richtige Gelegenheit, den Heusack mit seiner heilenden Wirkung zum Einsatz zu bringen.

Blasenleiden lindern mit dem warmen Heublumensack

Um die Entzündung zu mildern und die Schmerzen zu lindern, empfiehlt es sich, den warmen Heublumensack in der Blasengegend und an der Lendenwirbelsäule aufzulegen. Abwechselnd dazu kann man auch Packungen mit warmem Leinsamen anwenden.

Unterstützende Maßnahmen

Zur natürlichen Bekämpfung der Blasenentzündung gehört eine sofortige Umstellung der Trinkgewohnheiten. Alkohol, Kaffee und kohlensäurehaltige Getränke (auch kohlensäurehaltiges Mineralwasser) sind ab sofort tabu. Stattdessen trinken Sie Obstsäfte (immer mit Wasser verdünnt) – aber keine Zitrussäfte –, oder alternativ einen speziellen Nieren-Blasen-Tee aus der Apotheke oder dem Reformhaus.
Im Sinn der traditionellen chinesischen Medizin führt man die Anwendungen zwischen 15 und 19 Uhr durch, da zu dieser Zeit die Meridiane, die Blase und Nieren zugeordnet sind, die meiste Energie führen.
Als homöopathische Arzneimittel kommen Cantharis C30, Apis C30, Belladonna C30 und Nux Vomica C30 infrage.

Probieren Sie zur zusätzlichen Unterstützung der Therapie entzündungshemmend wirkende Tees aus Käsepappel, Gänsefingerkraut oder Ackerschachtelhalm, die Sie in Ihrer Apotheke oder im Reformhaus erhalten.

Chronische Stirn- und Kieferhöhlenentzündungen

Oft entstehen chronische Stirn- und Kieferhöhlenentzündungen im Anschluss an eine Erkältung und gehen nach einiger Zeit mit Vereiterungen einher. Da aber ein Eiterherd im Körper immer auch streuen und zu einer Erkrankung des gesamten übrigen Organismus führen kann, ist es ratsam, einen Arzt oder Heilpraktiker aufzusuchen.

Behandlung mit dem Heublumensack

Die Arbeit des Therapeuten können Sie mit dem Heublumensack über ein raffiniertes ganzheitliches Therapiekonzept unterstützen: über den Bezug von Stirn- und Kieferhöhlen zu den Fußreflexzonen. Die Kopfhöhlen bilden sich an den fünf Zehen auf der sohlenwärts gelegenen Seite des Endglieds ab.
Anwendung
Legen Sie des Öfteren den feuchtwarmen Heublumensack großflächig auf die Fußsohle, mit besonderem Augenmerk auf die Zehenendglieder. Die genaue Anleitung zu diesen Anwendungen finden Sie im Kapitel »Die sanfte Therapie«, Seite 8ff.

Unterstützende Maßnahmen

Als weitere Anwendungen empfehlen sich Inhalationen mit meersalzgesättigtem Wasserdampf und ansteigende Fußbäder.

Durch erhöhte Zufuhr von Nahrungsmitteln oder Präparaten mit hohem Vitamin-C-Gehalt, mit dem Vitamin-B-Komplex und mit Zink können Sie das Immunsystem bei seiner Arbeit unterstützen.

Als homöopathische Mittel kommen Kalium bichromicum C6, Hepar sulfuris C6 und Silicea C6 in Betracht.

Bei einer Nasennebenhöhlenentzündung hilft auch eine Auflage mit Meerrettich, da diese die Durchblutung fördert. Dazu wird zerriebener Meerrettich auf ein Tuch gegeben, dessen Ränder eingeschlagen werden. Nun legen Sie die Auflage auf den Nacken und lassen sie 5 bis 10 Minuten einwirken (Vorsicht: Nicht in Kontakt mit den Augen bringen!).

Darmkolik

Koliken sind heftige, krampfartige Schmerzen, die vom Rücken zum Bauch und zur Blase ausstrahlen. Die vordringlichste Maßnahme bei Koliken ist immer die professionelle Untersuchung der Symptome durch einen Therapeuten. So rasch wie möglich muss eine Abklärung erfolgen, wenn Blutbeimengungen im Stuhl vorhanden sind oder es immer wieder zu einer Folge von Durchfall und Verstopfung kommt. Dahinter können sich weit schwerer wiegende Probleme, wie etwa eine Divertikulitis, Morbus Crohn oder eine Colitis ulcerosa, verbergen.

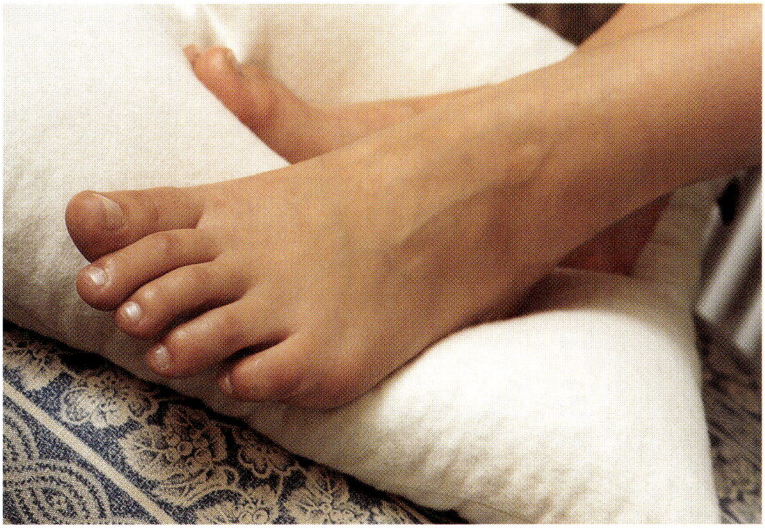

Ein feuchtwarmer Heublumensack auf die Fußsohlen gelegt, kann die Fußreflexzonentherapie unterstützen und so Stirn- und Kieferhöhlenentzündungen schneller heilen lassen.

> Viele Magen-Darm-Beschwerden sind psychosomatisch bedingt, z. B. durch Stress, Hektik oder persönliche Probleme. Daher genügt bei leichten Verstimmungen oft eine Umstellung der Lebensweise.

Heublumenanwendungen bei Koliken

Heublumensack

- Der Sack wird abwechselnd auf den schmerzenden Bauch und die dazugehörige Darmzone am Rücken, die sich im Bereich der Lendenwirbelsäule oberhalb des Kreuzbeins befindet, aufgelegt.
- Um die Wirkung zu verstärken, kann auch hier über einem Handtuch zusätzlich eine Decke um die Leibesmitte befestigt werden.
- Diese Auflagen können in akuten Phasen des Schmerzes oft wiederholt und abwechselnd mit Leinsamenwickeln, Kartoffelwickeln und Ingwerauflagen (siehe Seite 12) angewendet werden.

Heublumenbad

Ein Heublumenbad zur Entspannung wirkt bei dieser Erkrankung krampflösend und beruhigend auf das vegetative Nervensystem. Diese Wirkung führt zu einer Linderung der Kolikschmerzen. Allerdings ist zu langes Verweilen in der Wanne kontraproduktiv, da sonst der gegenteilige Effekt der vegetativen Erregung eintritt.

Unterstützende Maßnahmen

- Zu einer Darmtherapie gehört immer eine geeignete Symbioselenkung. Darunter versteht man den Abbau kranker und den Wiederaufbau gesunder Darmflora. Sie muss unbedingt von einem erfahrenen Therapeuten durchgeführt werden. Der Erfolg ist ungleich größer, wenn Sie die Symbioselenkung durch eine geeignete Ernährung unterstützen. Dazu eignet sich ganz besonders die »Milde Ableitungsdiät nach F. X. Mayr«, die der Patient mit Darmproblemen auch als ständiges Ernährungsprogramm verwenden kann.
- Tees aus entzündungshemmenden, beruhigenden Heilkräutern wie Käsepappel, Gänsefingerkraut, Melisse, Zinnkraut oder Steinklee sind, dünn eingekocht, sowohl als Getränk wie auch als Einlauf wohltuend.
- In der Homöopathie kommen im akuten Stadium die »Heiße Sieben« der Schüßler-Salze (Zubereitung siehe »Menstruationsbeschwerden«, Seite 25), Colocynthis C6, Chamomilla C30 und Bryonia C30 zum Einsatz.

Einschlafstörungen

Sie wälzen sich im Bett, finden keine Nachtruhe, Gedanken schießen Ihnen durch den Kopf – dann sind narkotisierende Schlafmittel sowie Alkohol als Schlummertrunk keine Lösung des Problems. Dagegen haben sich seit jeher Heublumen bei Einschlafstörungen bewährt.

Erholsamer und gesunder Schlaf mit Heublumenanwendungen

Sowohl der Heublumensack als auch das -bad senken den Blutdruck und entlasten den Kreislauf. Ein therapeutischer Abend könnte wie folgt aussehen:

Heublumenbad

- Ein frühes, leicht verdauliches Abendessen. Auf keinen Fall Rohkost, da sie für den Körper schwer verdaulich ist!
- Danach ein kurzer Spaziergang, begleitet von Atemübungen.
- Als nächstes bereiten Sie sich nach einem anstrengenden Arbeitstag ein schönes warmes Bad aus einem Sud von Heublumen, Melisse, Hopfen und Baldrian. Während des Bades wird immer wieder kühles Wasser zugegeben (absteigendes Vollbad).
- Die Badedauer beträgt maximal 15 Minuten.

Heublumensack

- Im Anschluss an das Bad legen Sie sich, nachdem Sie sich noch etwas heiße Milch mit Honig gegönnt haben, mit Ihrem nicht erhitzten Heublumensack ins Bett und bereiten sich mit autogenem Training oder einer beruhigenden Meditation auf die Nachtruhe vor.
- Der Heublumensack wird Ihnen mit seinen bezaubernden Düften den Übergang in sanfte Träume noch einfacher gestalten.

Vorsicht Auch ein zu niedriger Blutdruck kann Schlafstörungen verursachen. Dann ist ein ansteigendes Vollbad mit Heublumen und anregenden Arzneikräutern das Richtige. Die Beschreibung finden Sie im Kapitel »Die sanfte Therapie«, Seite 8ff.

Wenn hinter dem Sich-entspannen ein Zwang steht, muss es misslingen. Ein tägliches Ritual ist als Entspannungsmethode viel effektiver. Meditation, Yoga oder autogenes Training eignen sich besonders gut. Vermeiden Sie Fernsehen; es gaukelt uns vermeintliche Entspannung vor. In Wahrheit bedeutet jede Form von Information, sei sie aus dem Radio oder dem Fernseher, nur wieder zusätzlichen Stress.

> Wenn es bei Kindern zum Hochfiebern kommt, ist das nicht unbedingt ein Nachteil. Es bedeutet, dass ihr Immunsystem bereit ist, den Kampf gegen die Krankheit aufzunehmen.

Erkältungskrankheiten

Erkältungskrankheiten mit Schnupfen, Husten und Fieber sind wohl die am häufigsten vom Patienten selbst behandelten Krankheiten. Mehrmals täglich gemachte Einläufe und Essigsocken (nur bei heißen Füßen) können, falls erwünscht, eine Fiebersenkung bewirken.

Vorsicht Sinkt das hohe Fieber nach zwei Tagen nicht, muss schnell ein Heilpraktiker oder Arzt zurate gezogen werden.

Heublumenanwendungen bei Erkältungen

Heublumenbad

Klappt es einmal mit dem Ausschwitzen der Krankheit nicht, fördert ein Tee aus Lindenblüten und ein ansteigendes Heublumenbad diesen Prozess. Eine Schwitzpackung und Schlaf runden die Therapie ab.

Kopfdampfbad mit Heublumen

Bei Schnupfen und starkem Druckgefühl im Kopf wirkt ein Kopfdampfbad mit Heublumen oder Kamillenblüten sehr wohltuend.

Anwendung

- 1 Hand voll Heublumen mit 1 Liter heißem Wasser überbrühen und den Aufguss 10 Minuten lang ziehen lassen.
- Dann breitet man ein großes Handtuch über den Kopf und den nackten Oberkörper (damit die ätherischen Öle auch durch die Haut aufgenommen werden) und inhaliert so die wohltuenden Dämpfe.
- Der Effekt wird durch ein zusätzliches heißes Fußbad verstärkt.

Heublumenwickel gegen Frösteln

Ist eine Erkältung im Anzug, und Sie können kein heißes Heublumenbad zubereiten, so machen Sie einfach einen Wickel mit Ihrem Heublumensack. Die Stellen, die sich zur Auflage besonders anbieten, sind die Füße – als Reflexzonen für den gesamten Körper – und dann Bauch und Rücken, um nach der Lehre der chinesischen Medizin die Mitte zu stärken. Die Beschreibung für die angeführten Heublumenanwendungen finden Sie im Kapitel »Die sanfte Therapie«, Seite 8ff.

Unterstützende Maßnahmen

- Nasenspülungen mit Salzwasser und Heilfasten helfen dem Körper, schneller mit der Krankheit fertig zu werden.
- Als homöopathische Mittel sind Aconitum D12, Belladonna D12 und Gelsemium D6 empfehlenswert.

Furunkel und Karbunkel

Wenn ein Haarbalg eitrig infiziert ist, spricht man von einem Furunkel. Eine größere Ansammlung mehrerer Furunkel ist ein Karbunkel. Diese Problematik gehört, wenn sie sich oberhalb der Unterlippe im Gesicht befindet, in therapeutische Behandlung. Ein unsachgemäß ausgedrückter Furunkel in der oberen Gesichtshälfte kann Anschluss an ein zum Gehirn führendes Gefäß finden. So können Krankheitserreger in das Gehirn gelangen und eine Entzündung auslösen.

Furunkel öffnen mit dem Heublumenkissen

Mit Hilfe des erwärmten Heublumenkissens, einer kleinen Variante des Heublumensacks, kann man einen Furunkel zum Reifen bringen. D. h., man weicht durch das Auflegen des Kissens die Hautporen auf.

Unterstützende Maßnahmen

- Auch eine warme Auflage aus Kernseifenlauge reinigt die Poren.
- Aus homöopathischer Sicht empfehlen sich Hepar sulfuris C30, Silicea D12, Belladonna D12 und Arsenicum album C30.

Gelbsucht (Ikterus)

Die Gelbsucht ist eigentlich nur ein Symptom, das aber sehr ernst genommen werden muss und unbedingt durch einen Therapeuten abzuklären ist. Sie macht sich durch die Gelbfärbung der Haut und der Schleimhäute sowie der Skleren (Lederhaut des Auges) bemerkbar.

Bei Gelbsucht gibt es aber noch viele andere Ursachen, wie z. B. den vermehrten Abbau des roten Blutfarbstoffs aus den roten Blutkörperchen. Übrigens: Bei Kindern, die zu viel Karottensaft trinken, kann dies auch zu einer Gelbfärbung der Haut führen, die einem Ikterus zum Verwechseln ähnlich sieht. Wichtig ist immer die genaue Abklärung der Ursache durch einen Arzt oder Heilpraktiker.

Der Ursprung der Gicht liegt meist in einer Verlangsamung des Stoffwechsels in den Gelenken und in vermehrter Ablagerung von Harnsäure. Der Säurewert des Gewebes erhöht sich, und es kommt zur Ausbildung von Harnsäurekristallen im Gewebe.

Verantwortlich dafür ist der Gallenfarbstoff, der durch die zugrunde liegende Erkrankung – meist handelt es sich um eine Lebererkrankung – im Gewebe abgelagert wird. Bevor hier mit einer Therapie begonnen werden darf, muss die ursächliche Erkrankung behandelt werden. Gegen den unangenehmen Juckreiz, der im Zusammenhang mit Gelbsucht auftauchen kann, wirken Heublumenbäder Wunder.

Heublumenanwendungen bei Gelbsucht

Heublumensack als feuchtwarmer Wickel

Zur Unterstützung der Ausscheidungsfunktion der Leber wird der Heublumensack als feuchtwarmer Wickel (siehe dazu Seite 9ff.) aufgelegt und zur besseren Ausnützung der Wärme mit einem Wolltuch fixiert.

Unterstützende Maßnahmen

- In der Ernährung ist die Vermeidung aller, die Leber belastenden Gifte (Nikotin, Koffein, Alkohol etc.) oberstes Gebot.
- Weiterhin empfiehlt sich eine von tierischen Fetten freie, gewürzarme, fleischlose und salzarme Diät. Eventuell ist es ratsam, für einige Zeit zu fasten, um den Körper zu entlasten.
- Als entschlackend und blutreinigend gelten Tees aus Minze, Wermut, Ehrenpreis, Löwenzahn, Brennnessel und Johanniskraut.
- Auch warme Salzwasserkompressen auf der Lebergegend helfen.

Gicht

Die Gicht ist eine Erkrankung, bei der die befallenen Gelenke (meist sind es die der Füße und Beine) eine intensiv rote Färbung aufweisen und geschwollen sind. Sie schmerzen schon bei der geringsten Bewegung. Bleibt die Entzündung lange genug bestehen, bilden sich Gichtknoten, die später zur Verformung der Gelenke führen. Männer sind häufiger betroffen als Frauen. Bevorzugt tritt die Gicht in der feuchten und kalten Jahreszeit auf. Beim Gichtanfall ist das Aufsuchen eines Therapeuten unerlässlich, um den akuten Schmerz zu lindern.

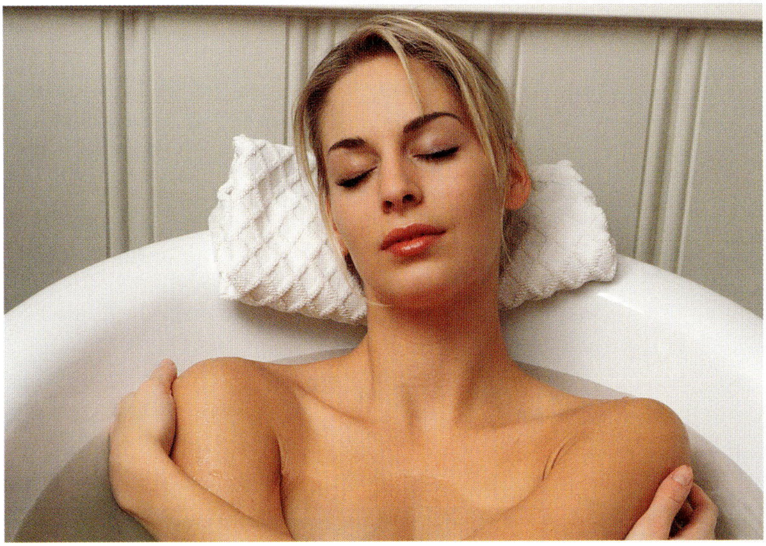

Regelmäßige Bäder in Heublumen entspannen den Körper und lindern die Schmerzen bei Entzündungen. Baden Sie aber nicht länger als 15 Minuten, und legen Sie sich anschließend für etwa eine Stunde ins Bett.

Gichtsymptome lindern mit Heublumenanwendungen

Heublumenbad und Heusackauflagen

- Erleichternd wirken warme und entspannende Bäder mit Heublumen, Schafgarbe, Gartenraute, Moorextrakt und 1 Esslöffel Steinsalz, bis zu 3-mal täglich.
- Nach einer Badedauer von maximal 30 Minuten folgt für mindestens weitere 30 Minuten ein kräftiges Nachschwitzen im Bett.
- Wenn die Entzündung gerade nicht akut ist, kann man auch warme Auflagen mit dem Heusack machen.

Die verschiedenen Beschreibungen für die angeführten Heublumenanwendungen finden Sie im Kapitel »Die sanfte Therapie«, Seite 8ff.

Unterstützende Maßnahmen

- Zur ganzheitlichen Therapie gehört auch die Ernährungsumstellung. Dabei ist vor allem das Meiden von Fleisch, tierischem Fett, Eiern, Hülsenfrüchten, Salz, Gewürzen, Alkohol und Kaffee wichtig.
- Gute Erfolge verspricht auch Birkenelixier, das Sie in der Apotheke bekommen. Man nimmt täglich 3-mal 1 Teelöffel davon ein.

Als Ursache für Gicht gelten chronische Übersäuerung, Schwermetallvergiftungen (durch Amalgam, Blei etc.), Nierenschäden und Alkoholmissbrauch, aber vor allem falsche Ernährung. Ernähren Sie sich daher von pflanzlichen Fetten und viel naturbelassener Nahrung. Allerdings sollten Sie nichts Rohes nach 14 Uhr zu sich nehmen.

Harndrang (Dysurie)

Der Harndrang macht sich bei den Betroffenen durch das Gefühl bemerkbar, man müsse zur Toilette. Das Resultat besteht aber meist nur in ein paar spärlichen Tropfen, die auch noch unter brennenden Schmerzen geboren werden. Die Ursache für dieses Leiden stellt meist eine Entzündung der Blase oder der Harnröhre dar. Eine vergrößerte Prostata oder ein Blasenstein kann diese Probleme ebenfalls verursachen. Deshalb ist es auch hier dringend anzuraten, einen Heilpraktiker oder Arzt aufzusuchen und die Ursache abklären zu lassen.

Als Heilpflanzen für Blasenleiden wirken entzündungshemmend: Rosmarin, Heidekraut, Eisenkraut, Königskerze und Zwiebel. Schmerzlindernd wirken Leinkraut, Zitterpappel und Stiefmütterchen.

Heublumensack bei Harndrang

Feuchtwarme Auflagen mit dem Heusack

Feuchtwarme Auflagen mit dem Heusack (siehe dazu Kapitel »Die sanfte Therapie«, Seite 8ff.) auf Blase und Rücken sind wirkungsvolle Komponenten der naturheilkundlichen Therapie. Abwechselnd mit dem Heusack bewähren sich auch Wickel mit Leinsamen und Ackerschachtelhalm. Nach der Auflage empfiehlt die kneippsche Therapie eine Massage im Rücken-, Blasen- und Lendenbereich, um den Abtransport von Krankheitsprodukten über die Haut anzuregen.

Unterstützende Maßnahmen

- Zur Entlastung des Harnapparats meiden Sie kalte Getränke und Mineralwässer mit Kohlensäure. Sie kühlen gemäß der chinesischen Medizin die Nieren zusätzlich ab.
- Trinken Sie stattdessen warme Kräutertees mit einer Zusammenstellung aus Goldrute, Salbei, Bärentraubenblättern, Schachtelhalm, Käsepappel und Melisse.
- Verwenden Sie Basenpulver, das Sie in der Apotheke erhalten, zum Abpuffern überschüssiger Säuren. Des Weiteren eignen sich kohlensäurefreie Mineralwässer und gutes Leitungswasser, um überschüssige Schlacken gründlich auszuschwemmen.
- Verboten sind Bohnenkaffee, Alkohol, Gewürze und Fleisch.
- Eine salzlose, vegetarische Vollwertkost trägt zur Genesung bei.

Hauterkrankungen

Hautprobleme zeigen sich in vielerlei Gestalt. In den meisten Fällen ist es daher ratsam, einen Heilpraktiker oder Arzt aufzusuchen, der zuerst der Ursache auf den Grund geht. Das ist besonders wichtig, da sonst die Therapie zu einer kurzfristigen, rein kosmetischen Problemlösung verkommt. Zudem können die Ursachen derart vielgestaltig sein, dass man sich mit dem Auftragen einer einfachen Kortisonsalbe nicht begnügen kann.
Um den oft unangenehmen Juckreiz und entstandene Entzündungen zu lindern, kann der Patient selbst eine Menge tun. Hier bieten sich ganz besonders Heublumensack und -bad an.

Hautprobleme lindern mit Heublumenanwendungen

Heublumenbad

- Das Heublumenbad wird als lauwarmes Ganzkörperbad oder als Teilbad für die betroffenen Hautareale angewendet (siehe dazu auch das Kapitel »Die sanfte Therapie«, Seite 8ff.).
- Eine anschließende Massage mit Johanniskraut-, Oliven- (besonders ozonisiertes Olivenöl), Nachtkerzen-, Borretsch- oder Lebertranöl verstärkt die antientzündliche Wirkung und versorgt die Haut mit wichtigen Nährstoffen.

Heublumensack

- Der Heublumensack kommt bei kleinflächigen Hautproblemen zum Einsatz, und zwar diesmal im lauwarmen oder kalten Zustand.
- Ziel ist, die Entzündung zu lindern und sie nicht zusätzlich anzufachen. Außerdem werden der Haut durch den Heusack die für die Neubildung und Heilung unersetzlichen Schleimstoffe, Mineralien und Öle zugeführt.
- Bei Hauterkrankungen wird der Sack nur einmalig verwendet, da sonst die Gefahr einer Reinfektion besteht.

Die ausführlichen Anleitungen finden Sie im Kapitel »Die sanfte Therapie«, Seite 8ff.

Tipp: Versetzen Sie die Massageöle zum einen mit beruhigenden Substanzen wie Lavendel und Melisse, zum anderen mit antibakteriellen Wirkstoffen wie Pfefferminze und Teebaumöl. Halbbäder mit Heublumen, Haferstroh und Kamille sind in ihrer Wirkung eine wertvolle Ergänzung.

Unterstützende Maßnahmen

Da die Außenhaut nur ein Spiegel des Zustands unserer inneren Hautflächen, sprich: vor allem des Darms ist, hilft eine gezielte Modifizierung der Ernährung. Anders gesagt: Bei Problemen mit der Haut wird aus ganzheitlicher Sicht immer der Darm mit zu behandeln sein.

- Alternierend dazu betupft man zwischen den Auflagen die Haut mit Apfelessig, der entzündungshemmend, juckreizlindernd und heilungsfördernd wirkt.
- Außerdem revitalisiert er den Säureschutzmantel und beugt gemeinsam mit den ätherischen Ölen Zweitinfektionen der Haut mit Bakterien und Pilzen vor.
- 1 Glas Wasser mit 1 Esslöffel Apfelessig vor jeder Mahlzeit regt die Entsäuerung des Körpers an und trägt so zur Heilung bei.

Die Unterscheidung eines Hexenschusses zu einer Ischialgie trifft der Therapeut dadurch, dass der Schmerz nicht in die Beine ausstrahlt, die das Versorgungsgebiet des Ischiasnervs darstellen, sondern örtlich auf den Punkt des Geschehens begrenzt bleibt.

Hexenschuss (Lumbago)

Der Hexenschuss, wie die Lumbago meist genannt wird, ist eine akut auftretende, krampfartige Verspannung der Rückenmuskulatur im lumbalen Bereich, d. h. im Bereich oberhalb des Kreuzbeins. Diese Verspannung ist ein Schutzmechanismus, den der Körper anwendet, wenn er größeren Schaden von der Wirbelsäule abwenden möchte.

Der naturheilkundliche Hit – Auflagen mit dem Heublumensack

Zunächst müssen die Symptome mit dem Therapeuten geklärt werden.

- Ist die Diagnose »Lumbago« gestellt, kann man bis zu 2-mal täglich eine Auflage mit dem Heublumensack vornehmen.
- Danach empfiehlt sich eine Massage, die abtransportierend auf die durch den Heusack gelösten Schlacken wirkt.
- Ansteigende Halbbäder mit Heublumen mit anschließender Schwitzpackung oder einer Massage sind von hervorragender Wirkung.

Die Beschreibung zu den Heublumenanwendungen finden Sie im Kapitel »Die sanfte Therapie«, Seite 8ff.

Unterstützende Maßnahmen

- Fasten oder eine gezielte Diät kann die Therapie unterstützend begleiten. Die Ernährung sollte dann vor allem salzarm und fleischlos sein.
- Das Fasten mit Obst- oder Gemüsesäften eignet sich im Zusammenhang mit der Gabe von hoch ungesättigten Fisch- und Pflanzenölen und erhöhter Zufuhr von Zink und Magnesium (dazu kann man Präparate in Apotheken erhalten).
- Ein weiteres Mittel der Wahl ist die Akupunktur durch einen erfahrenen Therapeuten.

Bei einem Hexenschuss kommt es zu einer verminderten Durchblutung der Muskulatur. Diese erzeugt augenblicklich eine Schmerzsymptomatik, wodurch jede weitere Bewegung verhindert wird, die zu einer größeren Verletzung der Wirbelsäure führen könnte.

Menstruationsbeschwerden

Bei Menstruationsbeschwerden wirkt Wärme krampflösend. Es eignen sich alle Wärmeanwendungen der naturheilkundlichen Hausapotheke, die bereits im Zusammenhang mit anderen Krampfzuständen, wie etwa bei »Darmkoliken« auf Seite 15f., angesprochen wurden.

Krämpfe lösen mit Heublumenanwendungen

Heusack als Auflage

Der Heublumensack als warme Auflage ist dabei eine der viel versprechendsten Wärmeanwendungen. Er wird direkt auf den schmerzenden Unterleib gelegt und mit einem Wolltuch befestigt. Der Erfolg kann noch verstärkt werden, wenn man auf dem Kreuzbein einen zweiten Heusack auflegt, um so auch die Reflexzone auf dem Rücken mit Wärme zu versorgen.

Sollte die Behandlung mit Wärme eine Verschlechterung des Befindens bringen, so lohnt ein Versuch mit einer kalten Packung.

Unterstützende Maßnahme

Es gibt eine bewährte Methode aus dem Bereich der Schüßler-Salze: die »Heiße Sieben«. Das dafür verwendete Magnesium phosphoricum ist das siebte Mittel in der Reihe der Schüßler-Salze, daher der Name.

Wie wir aus der chinesischen Medizin wissen, spricht nicht jede energetische Stagnation auf die Behandlung mit Wärme an. Handelt es sich nämlich hierbei um eine Energiefülle, so ist eine Behandlung mit Kälte angezeigt. Die richtige Behandlung ist diejenige, welche im Moment gut tut und Erleichterung verschafft.

- Lösen Sie 10 Tabletten in 1 Glas mit heißem Wasser auf, dabei sehr gut mit einem Plastiklöffel umrühren.
- Trinken Sie bis zum Abklingen der Krämpfe alle 2 bis 5 Minuten schluckweise davon.

Rheumatische Beschwerden

Mit dem Begriff »Rheumatismus« wird eine Reihe von Gelenk- und Weichteilerkrankungen zusammengefasst. Ein Hauptgebiet der Therapie mit Heublumen sind rheumatische Beschwerden.

Rheumatische Beschwerden lindern mit Heublumen

Wechselwarmes Heublumenarmbad

Bei Beschwerden in den Handgelenken bis hinauf zum Ellenbogen kann man sich mit einem wechselwarmen Armbad behelfen.

- Man nimmt zwei Armwannen, füllt die eine mit kaltem Wasser (ca. 16 bis 18 °C) und die andere mit warmem Wasser (ca. 35 bis 38 °C), dem man Heublumen und Latschenkiefernöl zusetzt.

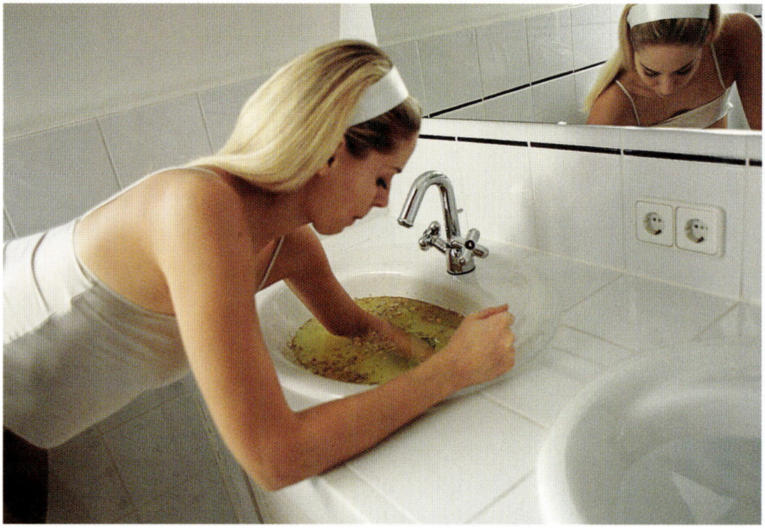

Füllen Sie ein Waschbecken mit kaltem Wasser, ein anderes mit warmem Wasser und Heublumen auf. Selbstverständlich können Sie für das Bad auch zwei Schüsseln verwenden. Tauchen Sie nun abwechselnd Ihre Arme hinein, und wickeln Sie sie nach dem Bad in Tücher ein. Die Schwellung wird so gelindert.

▶ Nun taucht man die Arme für 5 Minuten tief (bis zur Mitte des Oberarms) in das warme Wasser. Dann wechselt man für die Dauer von etwa 10 Sekunden in das kalte Becken. Der Vorgang wird 1- bis 2-mal wiederholt.
▶ Anschließend das Wasser nur abstreifen, nicht abtrocknen.
▶ Nun entweder die Gelenke ausgiebig bewegen oder die Arme in Tücher einschlagen und beim Nachdampfen ruhen. Durch diese Maßnahmen wird die Wirkung der Anwendung verstärkt.
▶ In dem betroffenen Gebiet wird der Abtransport von Schlacken und Giftstoffen durch die vermehrte Durchblutung enorm angeregt und eine Verminderung der Schwellung und des Schmerzes erreicht.

Vorsicht Patienten mit Angina-pectoris-Beschwerden und Patienten mit organischen Herzerkrankungen müssen vor dieser Anwendung ihren Heilpraktiker oder Arzt konsultieren. Das Gleiche gilt auch bei allen Patienten mit schwachem Kreislauf und bei solchen mit Gefäßverengungen bzw. -krämpfen in den Extremitäten.

Schulterschmerzen

Häufig verbirgt sich hinter Schulterschmerzen das Schulter-Arm-Syndrom. Meist entsteht es in Folge einer nicht ausgeheilten Verletzung oder Nervenentzündung und macht sich durch eine Bewegungseinschränkung des Schultergürtels bemerkbar. Wichtig ist dabei die Unterscheidung zwischen einem akuten und einem chronischen Leiden, die aber dem Heilpraktiker oder Arzt überlassen bleibt.

Schulterschmerzen lindern mit Heublumenanwendungen

Kalte oder feuchtwarme Heusackauflagen

Anwendungen wie Essigauflagen, kalte Heilerde, kalter Lehm oder kalte Heusackauflagen sind hier als therapeutische Maßnahmen Erfolg versprechend. Im chronischen Zustand dagegen hilft die feuchte Wärme des Heusacks in Form von Auflagen und Wickeln, abwechselnd mit Moorpackungen und Auflagen aus Lehmpflastern oder Ingwer.

Im akuten Stadium der Schulterschmerzen kommt es oft zur völligen Bewegungsblockade mit äußerst starken Schmerzen.
Im akuten Zustand sollte tunlichst keine Wärme angewendet werden, da diese die Schmerzen verstärkt. Dabei ist die Ruhigstellung des Gelenks, die vom Therapeuten vorgenommen werden muss, Grundvoraussetzung für die Heilung. Die Naturheilkunde kann diese sehr effektiv fördern.

Bei akuten Schulterschmerzen schafft oft ein kalter Wasserguss Abhilfe. Dazu wird eine Gießkanne mit kaltem Wasser gefüllt, und man begießt zunächst den Handrücken, die Außenseite des einen Arms bis zur Schulter, anschließend die Arminnenseite von der Schulter bis zur Innenseite der Hand. Daraufhin behandelt man den anderen Arm auf dieselbe Weise. Der Guss wird 2-mal wiederholt.

Heublumenbad oder Auflagen mit dem Heusack

Ergänzend ist während des Heublumenbades die Bewegungstherapie von großem Wert. Haben Sie nicht die Möglichkeit, ein Vollbad zu nehmen, können Sie den Heusack als Auflage verwenden und anschließend Ihre Übungen absolvieren. Die Anwendungen finden Sie im Kapitel »Die sanfte Therapie«, Seite 8ff.

Unterstützende Maßnahme

Im Übrigen bewährt sich eine salzarme, fleischlose Diät, die reich an ungesättigten pflanzlichen und arm an tierischen Fetten ist.

Senkfußbeschwerden

Senkfußbeschwerden findet man gehäuft bei Menschen mit ausgeprägt schwachem Bindegewebe. Sie entstehen durch Belastung, die zu einer Absenkung des Längsgewölbes führt, was wiederum Schmerzen in der Fußsohle, am Fußrücken und in den Knöcheln bedingt. In weiterer Folge breiten sich die Beschwerden, durch den fehlenden Ausgleich in der Statik, auch auf andere Gelenke bzw. die Wirbelsäule aus.

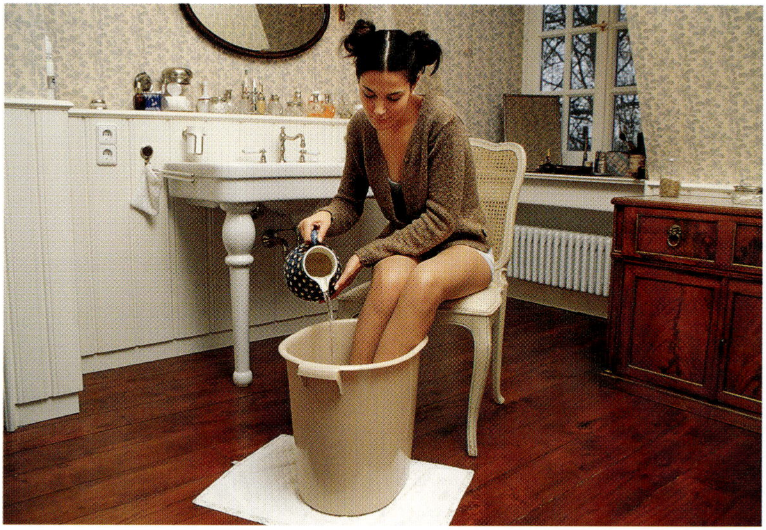

Probieren Sie doch mal ein ansteigendes Fußbad mit Heublumen und Ackerschachtelhalm aus. Es ist wohltuend nach einem stressreichen Tag und lindert zugleich Fußschmerzen.

Die Therapie muss einerseits in einem ausgewogenen Kräftigungstraining der Füße liegen, was sich am einfachsten durch tägliche Übungen mit dem Igelball erreichen lässt. Andererseits helfen Bäder, den Stoffwechsel anzuregen und wirken so bindegewebsstraffend und muskeltonuserhöhend. Sollten Sie zu den Trainingsmöglichkeiten Fragen haben, beraten Sie sich mit Ihrem Arzt oder Heilpraktiker.

Dem ansteigenden Fußbad kann sich auch eine Massage oder eine Trainingseinheit anschließen, die eine gezielt auf die Probleme des einzelnen Patienten abgestimmte Folge von Übungen vorsieht.

Fußschmerzen lindern mit dem Heublumenfußbad

Ansteigendes Fußbad

- Man gibt 100 Gramm Heublumen und 50 Gramm Ackerschachtelhalm in 1/2 Liter kochendes Wasser und lässt alles 10 Minuten ziehen.
- Dann füllt man eine Fußwanne mit warmem Wasser und gibt, nachdem man zuvor das Kraut abgeschöpft hat, den Aufguss dazu.
- Nun lässt man in Minutenabständen heißes Wasser zufließen (ansteigendes Fußbad), bis jene Temperatur erreicht ist, die man gerade noch gut verträgt.
- In diesem Fußbad verweilt man 3 Minuten, anschließend erfolgt ein ca. 10 Sekunden dauerndes kaltes Tauchbad in einer anderen, dafür vorgesehenen Fußwanne.
- Danach werden die noch feuchten Füße in ein Wolltuch eingeschlagen, und es wird eine Ruhezeit von ca. 30 Minuten eingehalten.
- Anschließend gönnen Sie sich unbedingt eine Nachruhephase.

Die örtliche Wirkung wird durch Anwendungen mit dem Heublumensack intensiviert (siehe dazu Seite 8ff.).

Vorsicht: Bei Bluthochdruckerkrankungen, Venenleiden und Schwangerschaft dürfen Sie die ansteigenden Fußbäder nicht anwenden, da hier ein erhöhtes Risiko besteht.

Unterleibserkrankungen bei Frauen

Erkrankungen des Unterleibs bei Frauen gehören unbedingt in die Hände eines Arztes, denn gerade hier ist eine sorgfältige Diagnose wichtig, um Erkrankungen wie Krebs und Spätfolgen wie Unfruchtbarkeit rechtzeitig zu erkennen, zu behandeln und zu verhindern.
Gibt der Arzt sein Einverständnis, so können Sie seine Therapie mit naturheilkundlichen Maßnahmen sehr effektiv unterstützen.

Vor allem wenn ein lang andauernder entzündlicher Prozess besteht, der aus der Sicht der traditionellen chinesischen Medizin ausgebrannt ist, sich also schon in einem Leerezustand befindet, bringt Wärme Erleichterung.

Wärmeanwendungen mit Heublumen

Heublumensack sowie Sitz- und Vollbäder mit Heublumen

Da es sich sehr häufig um chronisch entzündliche Leiden handelt, sind Wärmeanwendungen mit Heublumen angezeigt.
In diesem Zusammenhang können die Heublumen sowohl als Sitz- und Vollbäder als auch in Form des Heublumensacks zur Anwendung kommen. Diese Anwendungen finden Sie auf Seite 8ff.
Der Heusack wird in diesem Fall auf die Fußsohlen und rund um den Fersenbereich aufgelegt, da man an diesen Reflexzonen einen direkten Zugang zu den Organen hat und die Wärme so direkt wirken kann.
Bei akuten Krämpfen sehen Sie bitte unter »Menstruationsbeschwerden« auf Seite 25f. nach.

Zellulite (Orangenhaut)

Ein anderes Thema, das hier im wahrsten Sinn des Wortes zum Tragen kommt, ist das Körpergewicht. Frauen mit Übergewicht sind anfälliger für Zellulite, weil überschüssiges Fett und Wasser immer zuerst an den Problemzonen angelagert werden.

Die Bezeichnung »Orangenhaut« kommt daher, dass die Hautporen sich weiten und aussehen wie die Schale einer Orange. Zellulite ist eine Fettverteilungsstörung und keine Erkrankung im eigentlichen Sinn. Sie betrifft über 96 Prozent Frauen. Aufgrund des Aufbaus ihrer Hautstruktur werden sie weitaus häufiger mit Zellulite konfrontiert als Männer. Wie immer, wenn es sich um eine Stoffwechselstörung handelt, ist das oberste Gebot, den Stoffwechsel zu aktivieren. Dies kann sowohl durch kalte Güsse und Waschungen als auch durch Trockenbürsten geschehen.

Die Haut straffen mit Heublumen

Anwendungen mit dem Heublumensack

Auch der warme Heublumensack (siehe Seite 8ff.) regt den Stoffwechsel an. Seine ätherischen Öle, vor allem aber das Kumarin, verursachen im Therapiegebiet einen erhöhten Stoffumsatz. Dieser bewirkt einen höheren Energieverbrauch. In der Folge wird Fett verbrannt und Muskelmasse aufgebaut.

Unterstützende Maßnahmen

- Ein weiterer wichtiger Punkt ist eine geregelte Verdauung. Essen Sie tagsüber rohes Obst und Gemüse, aber nicht nach 14 Uhr, um den Organismus nicht mit Gärstoffen aus dem Darm zu belasten.
- Vermeiden Sie Kochsalz. Zu viel davon lagert zusätzlich Wasser ins Gewebe ein.
- Nehmen Sie ausreichend Zink und Kupfer zu sich.
- Eine vernünftige Ernährung und hohe Flüssigkeitszufuhr (in Form von kohlensäurefreiem Mineralwasser und ungesüßten Kräutertees), dazu ein tägliches Problemzonentraining, können bei konsequenter Anwendung der Zellulite entgegen wirken.

Es sei davor gewarnt, Eispackungen über längere Zeit an den zu behandelnden Stellen zu belassen, da die nachfolgende Überwärmung in dem Gebiet mehr Schaden anrichtet, als sie nützt. Wenn Eispackungen benutzt werden, dann bitte nicht direkt auf der Haut, sondern nur von einem Tuch umgeben und nur über einen kurzen Zeitraum.

Zerrung, Prellung, Verstauchung

Gerade bei einer Zerrung, Prellung oder Verstauchung ist eine ausführliche Diagnostik besonders wichtig, da nicht oder falsch diagnostizierte Verletzungen oft zu Folgeschäden führen. Erst nach einer Diagnose kommen in erster Linie kalte Anwendungen infrage.

Feuchtkalte Kompresse mit dem Heublumensack

Hervorragend zum Kühlen der betroffenen Stellen eignet sich der Heublumensack. Diesmal allerdings als feuchtkalte Kompresse.

Anwendung

- Dazu lässt man den Heusack nach der Erwärmung (siehe dazu Seite 8ff.) abkühlen und legt ihn auf die schmerzende Stelle.
- Dann wird er mit einem Tuch befestigt und so lange dort belassen, bis er sich durch die von der Verletzung abgestrahlte Energie erwärmt hat.
- Anschließend wird der Heusack abgenommen, wieder gekühlt und kann erneut aufgelegt werden.
- Die Therapie wird so lange durchgeführt, bis beim Patienten eine spürbare Erleichterung der Symptome eintritt. Abwechselnd können diese Kompressen auch nur mit Arnika durchgeführt werden.

Unterstützende Maßnahmen: Als homöopathische Mittel sind Arnica D12, Bryonia C30, Ruta C30 und Natrium carbonicum C30 angezeigt.

Impressum
© 1999 Südwest Verlag
in der Verlagshaus Goethestraße
GmbH & Co. KG, München
2. Auflage 1999

Redaktion:
Claus Semerak
Projektleitung:
Sybille Schlumpp
Redaktionsleitung und medizinische Fachberatung:
Dr. med. Christiane Lentz
Bildredaktion:
Ute Schoenenburg
Produktion:
Manfred Metzger
Umschlag:
Heinz Kraxenberger, München;
Till Eiden
Layout:
Wolfgang Lehner
DTP/Satz:
Maren Scherer
Druck:
Color-Offset, München
Bindung:
R. Oldenbourg, München

Printed in Germany

Gedruckt auf chlor- und säurearmem Papier

ISBN 3-517-07813-X

Über den Autor
Fritz Rehrnbeck ist ausgebildeter Heilpraktiker und engagiert sich stark für naturheilkundliche Themen. Gemeinsam mit seiner Frau betreibt er eine Praxis, arbeitet als Experte fürs Fernsehen und ist Dozent an mehreren Heilpraktikerschulen.

Dank
Ich bedanke mich bei meiner geliebten Frau, der ich dieses Buch widme, für ihre unschätzbare Hilfe. Sie hat meine Arbeit mit ihrer großen Ideenvielfalt und ihrem Wissen bereichert.

Hinweis
Das vorliegende Buch ist sorgfältig erarbeitet worden. Dennoch erfolgen alle Angaben ohne Gewähr. Weder Autor noch Verlag können für eventuelle Nachteile oder Schäden, die aus den im Buch gemachten praktischen Hinweisen resultieren, eine Haftung übernehmen.

Bildnachweis
Kempen v. Evelyn, München: 12, 15, 21, 26, 28; Matthias Tunger/Ute Schoenenburg, München: Titel; Südwest Verlag, München: 1 (Siegfried Sperl), 4 (Joachim Heller); Tony Stone, München: 2 (Joe Cornish), 8 (Charles Krebs)

Register